BEI GRIN MACHT SICH IHR WISSEN BEZAHLT

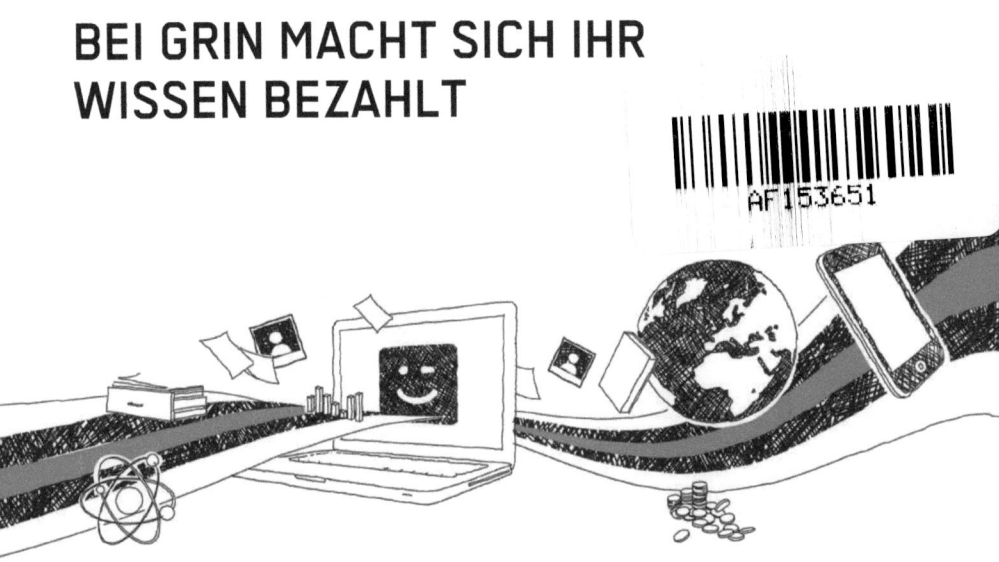

- Wir veröffentlichen Ihre Hausarbeit,
  Bachelor- und Masterarbeit

- Ihr eigenes eBook und Buch -
  weltweit in allen wichtigen Shops

- Verdienen Sie an jedem Verkauf

Jetzt bei www.GRIN.com hochladen
und kostenlos publizieren

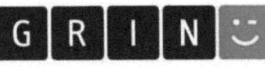

Gesundheitsförderung und Prävention in Schulen

Kristina Stauberg

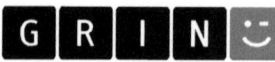

Bibliografische Information der Deutschen Nationalbibliothek:

Die Deutsche Nationalbibliothek verzeichnet diese Publikation in der Deutschen Nationalbibliografie; detaillierte bibliografische Daten sind im Internet über http://dnb.d-nb.de abrufbar.

ISBN: 9783346829528
Dieses Buch ist auch als E-Book erhältlich.

© GRIN Publishing GmbH
Nymphenburger Straße 86
80636 München

Druck und Bindung: Books on Demand GmbH, Norderstedt Germany
Gedruckt auf säurefreiem Papier aus verantwortungsvollen Quellen

Das Buch bei GRIN: https://www.grin.com/document/1333847

Deutsche Hochschule für
Prävention und Gesundheitsmanagement
Hermann Neuberger Sportschule 3
66123 Saarbrücken

Einsendeaufgabe

Fachmodul:	Gesundheitsförderung und Prävention in Lebenswelten
Studiengang:	Gesundheitsmanagement
Datum **Präsenzphase:**	28.10- 31.10.2019
Name, Vorname:	Stauberg, Kristina
Studienort:	**Köln**
Semester:	**SS 2017**

Inhaltsverzeichnis

1 Analyse der Ausgangssituation

Basierend auf der Einsendeaufgabe, wurde sich für das Setting „Schule" entschieden und anschließend diese aus gesundheitlicher Perspektive analysieren und praxistaugliche Handlungsansätze zur Gesundheitsförderung identifiziert. Genauer gesagt handelt es sich um eine Grundschule in Koblenz. Alle folgenden Informationen in dieser Einsendeaufgabe wurden durch eine telefonische Befragung der Schulsekretärin übermittelt, wobei aus Datenschutzgründen der Name dieser Person nicht genannt werden darf. Die Ausgangssituation der gewählten Grundschule ist in der nachfolgenden Tabelle dargestellt.

1.1 Rahmenbedingungen

Tab. 1: Rahmenbedingungen der gewählten Grundschule (eigene Darstellung) (modifiziert nach telefonischer Offenlegung der Schulsekretärin, 06.11.2019)

Name und Art der Institution	Grundschule
Branche	Betreuende Halbtags- Grundschule
Standort	Koblenz
Größe der Institution	Lehrerkollegium besteht aus 8 Lehrkräften und einem Vertretungslehrer 100 SchülerInnen und Schüler auf 6 Klassen Aufsichts- und Betreuungspersonen 1 Schulleitung 1 Sekretärin 2 Reinigungskräfte 8 Personen im Elternbeirat 1 Hausmeister
Arbeits- bzw. Öffnungszeiten	flexiblen Betreuungsangebot bis 14.00 Uhr Öffnungszeiten bzw. Schulstunden: 1.Block: 7.50 – 8.00 (Offener Anfang) 8.00 – 8.50: 1. Stunde (5min variable Pause) 8.55 – 9.40: 2. Stunde 9.40 - 9.55: Frühstückspause 9.55 – 10.15: 1. Große Pause 2. Block: 10.15 – 11.00 3. Stunde (5 min variable Pause) 11.10 – 12.00 4. Stunde 12.00 – 12.10 2. Große Pause 3. Block: 12.10 – 13.00 5. Stunde Sprechzeiten im Sekretariat: Freitags 8-12.45 Uhr
soziale Rahmenbedingungen	Schüler/ innen aus verschiedenen ethnischen und sozialen Schichten. Schulkantine vorhanden eigene Sporthalle ist vorhanden Schulsport wird angeboten Außerdem finden außerschulische sportliche Aktivitäten statt (Tanzen, Fußball und Taekwondo) Ausreichend großer Schulhof die Schule befindet sich im Vorort, daher auch wenig Straßenverkehr und Lärmbelästigung

1.2 Personengruppen im gewählten Setting

In dem gewählten Setting „Grundschule" verbringen verschiedene Personengruppen ihren Alltag. Dazu zählen die Lehrekräfte/ Lehrkraftvertretung, die Schüler/ innen, die Schulleitung, eine Sekretärin, die Aufsichts- und Betreuungspersonen, zwei Reinigungskräfte, ein Elternbeirat, bestehend aus 8 Personen und einen Hausmeister. Nachfolgend wurden zwei zentrale Personengruppen gewählt und diese hinsichtlich der Personenanzahl, der Altersstruktur und das Geschlechtsverhältnis tabellarisch genau dargestellt.

Tab. 2: gewählte Personengruppen im Setting „Grundschule" (eigene Darstellung) (modifiziert nach telefonischer Offenlegung der Schulsekretärin, 06.11.2019)

	Anzahl	Altersstruktur	Geschlechtsverhältnis
Lehrkraft/ Lehrkraftvertretung	9 Personen	27 – 63 Jahre	Weiblich: 8 Lehrkräfte Männliche:1 Lehrkraft/ Lehrkraftvertretung
Schüler/innen	100 SchülerInnen und Schüler in 6 Klassen	6 – 11 Jahre	Weiblich: 63 Schülerinnen Männlich: 37 Schüler

In der nachfolgenden Tabelle wird ausführlich die Alltagssituationen bzw. berufliche/ schulbezogene Tätigkeiten der Personengruppe der Lehrkraft/ Lehrkraftvertretung und der Schüler/innen beschrieben und welchen Einfluss diese auf die Gesundheitssituation haben. Anschließend wird eine Schlussfolgerung aus gesundheitlicher Sicht gezogen und ein Handlungspotenzial im Handlungsfeld ausgesprochen.

Tab. 3: Alltagssituationen bzw. berufliche/ schulbezogene Tätigkeiten der Personengruppe (eigene Darstellung) (modifiziert nach telefonischer Offenlegung der Schulsekretärin, 06.11.2019)

	Lehrkraft/ Lehrkraftvertretung	Schüler/ innen
Alltagssituation bzw. auszuführenden beruflichen Tätigkeiten	- Arbeitsbeginn um 07:30- 14:30 oder 17:00, wenn keine Konferenz ansteht (alle 3 Wochen). - Der Arbeitsweg, wird meist mit dem Auto getätigt (im Schnitt 1 ½ Stunden für den Hin- und Rückweg). - Die Nahrungsaufnahme erfolgt größtenteils in der schuleigenen Kantine. - Unterrichtsvor- und Nachbereitung, das korrigieren von Klausuren, die Auswertung von mündlichen und schriftlichen Schülerleistungen, das vor- und nachbereiten und das durchführen eines Elternabends, die Teilnahme an Lehrerkonferenzen und Organisation von Klassenfahren.	- Schulbeginn um 07:50 (Offener Anfang) – 14:00 (wenn das Betreuungsangebot in Anspruch genommen wird). - Der Schulweg, wird meist mit dem Bus getätigt oder die Schüler werden gefahren (im Schnitt 1 ½ Stunden für den Hin- und Rückweg). - Die Nahrungsaufnahme erfolgt größtenteils in der schuleigenen Kantine. - kontinuierliche Aufnahme von Bildungsinhalten, das Lernen von selbstständigem Denken und Handeln (eventuell erschwert durch Lernschwierigkeiten, Sprach- und Ausdrucksprobleme oder Verhaltensstörungen).

Tab. 4: Alltagssituationen bzw. berufliche/ schulbezogene Tätigkeiten der Personengruppe (eigene Darstellung) (modifiziert nach telefonischer Offenlegung der Schulsekretärin, 06.11.2019)

	Lehrkraft/ Lehrkraftvertretung	Schüler/ innen
Alltagssituation bzw. auszuführenden beruflichen Tätigkeiten	- Belastungen durch gegenseitige Verständigkeitsprobleme mit Schüler/innen (auch mit Migrationshintergründen). Oftmals gibt es Problemverhalten mit Eltern oder leistungsschwächen und verhaltensauffälligen Schüler/innen, bei denen die Lehrkraft/ Lehrkraftvertretung Hilfestellungen leisten muss.	- langes sitzen während des Unterreichts (im Schnitt 4 Stunden am Tag). Die Pause dauert dagegen zusammengerechnet nur 45 Minuten. - nach Unterrichtsschluss 2 Stunden lang zur Schülerbetreuung, bei der die Schüler größtenteils sitzende Aufgabenerarbeitung erhalten. Einmal wöchentlich werden 90 Minuten Sportunterricht angeboten. - Zu Hause machen die Schüler 2-3 Stunden lang ihre Hausaufgaben (einschließlich Klausurvorbereitung und Projekte). - Eventuell kommt ein Nachhilfe- oder Förderunterricht hinzu, hier kommen noch einmal 1 ½ Stunden dazu. - es finden außerschulische Sportangebote statt (Judo, Fußball und Taekwondo)
Welche Faktoren im Alltag bzw. bei der Ausübung der beruflichen Tätigkeit könnten einen Einfluss auf die Gesundheitssituation haben?	- Psychoemotionale Belastungen und leichte Erregbarkeit durch dauerhafte Verständigkeitsprobleme. - hoher Belastung durch Lärm und ein unangenehmes Arbeits- und Raumklima, klagen die Lehrer über Vergesslichkeit und fehlende Konzentration. Zudem herrscht oft Zeitdruck und Leistungsdruck. - Die Arbeitszeiten vermischen sich oft mit der Freizeit, wodurch die Lehrkräfte über Schlafstörungen, Nervosität und Müdigkeit beklagen. - Physikalische Belastung durch langes sitzen während des Unterreichts. Daraus ergeben sich Beschwerden, wie Nacken-, Rücken- und Kreuzschmerzen. - Fehlbelastung durch falsche Sitzposition, eine schwere Schultasche und durch einen unergonomischen Schreibtischstuhl. - Stress und Überforderung der Lehrkraft/ Lehrkraftvertretung durch Organisation des Schultags.	- Physikalische Belastung durch langes sitzen während des Unterreichts. Daraus ergeben sich Beschwerden, wie Nacken-, Rücken- und Kreuzschmerzen. - lediglich 90 Minuten in der Woche Sport als Unterrichtsfach. - In der schuleigenen Halle finden außerschulische Sportangebote statt, welche die Schüler mit 5,00 Euro/ Monat besuchen dürfen (2 Stunden). - Fehlbelastung durch falsche Sitzposition, eine schwere Schultasche und durch einen unergonomischen Schreibtischstuhl. Kopf- und Rückenschmerzen.
Fazit	Durch die gesammelten Fakten wird deutlich, dass das Handlungspotential im Handlungsfeld der Bewegung und im Stressmanagement besteht.	Wenn die inaktive Unterrichtszeit mit der Ruhezeit in Verhältnis gesetzt wird, ergeben sich 12 Stunden Bewegungsmangel und 4 ½ Stunden Aktivitätszeit (90 Minuten Aktivität pro Tag durch eine Doppelstunde im Sportunterricht). Mit 35 Minuten Gesamtpause erfüllen die Schüler die Mindestanforderung von Bewegung bei Kindern (60 Minuten) der Weltgesundheitsorganisation (WHO) nicht. Daraus ergibt sich, dass ein Handlungspotenzial im Handlungsfeld der Bewegung und im Stressmanagement liegt.

1.3 Analyse gesundheitsbezogener Daten

Nachfolgend wird die Personengruppe Schülern und Lehrern im Setting „Grundschule"
auf die allgemeine Datenlage analysiert. Zudem wird die Datenlage zur Gesundheitssituation, zum Gesundheitsverhalten sowie zu settingspezifischen Gesundheitsbelastungen
von Kindern und Jugendlichen (in Bezug zur jeweils gewählten Altersgruppe) sowie Lehrern dargestellt werden. Anschließend wird erörtert, inwiefern die Gesundheitslage der
Personengruppe durch die Alltagssituation oder Arbeitssituation in der Schule mitverur-
sacht werden kann.

Personengruppe Lehrer:

Anhand der gegebenen Faktoren, die im Alltag der Lehrkräfte/ Lehrkraftvertretung vorhanden sind, wird festgestellt, dass die häufigsten Symptome Nacken, Kopf-, Rücken-
und Kreuzschmerzen sind. Im Jahr 2018 lag der durchschnittliche Krankheitsausfall verursacht durch Rückenschmerzen bei 77,82 AU-Tagen. Die Bewertung basiert auf routi-
nemäßig erhobenen anonymen Daten. Des Weiteren lag der Anteil der Erkrankungen des
Bewegungsapparates bei 20,9 Prozent. Mit 324,8 Ausfalltagen blieb diese Krankheitsart
wie in den Vorjahren auf dem Tageshöchstniveau. In Bezug auf die Krankheitshäufigkeit
rangierten Erkrankungen des Bewegungsapparates mit 17,3 Fällen an zweiter Stelle (Statista, 2018). Als Auslöser könnte eine mögliche Ursache sein, dass die Mehrheit der Menschen bei der Arbeit sitzt. Das sind 55,5% der Frauen in der 18- 29- jährigen Altersgruppe.
Bei Männern liegt der größte Anteil zwischen 30 und 44 Jahren bei 50,2%. Je höher das
Bildungsniveau, desto geringer ist die körperliche Aktivität. Schätzungen zufolge erhöht
die Bewegungsmangelaktivität von Erwachsenen das allgemeine Sterberisiko um 2% pro
Stunde am Tag. Erwachsene sollten sich daher regelmäßig körperlich betätigen (RKI,
2017, S. 29). Die Fehlzeiten aufgrund von Erkrankungen des Bewegungsapparates sind
im Jahr 2018 gegenüber dem Vorjahr zurückgegangen (2017: 326,9 AU-Tage). In der
Hauptgruppe der Erkrankungen des Bewegungsapparates sind die meisten Erkrankungen
die des Rückens (Statista, 2019).

Studien zufolge haben 20% der Lehrer ernsthafte Einschränkungen in Bezug auf ihre Gesundheit und damit auf ihre Leistung (Krause, Dorsemagen, 2011). Aktuelle Studien be-
stätigen eine höhere Häufigkeit von psychischen Erkrankungen im Vergleich zum Bevöl-
kerungsdurchschnitt (Schaarschmidt, Kieschke, 2013). Die allgemeine gesundheitliche
Situation der Lehrkräfte macht deutlich, dass sich der Beruf durch soziale und interaktive

emotionale Arbeit auszeichnet und gleichzeitig mit hohen Anforderungen und vielfälti-
gen Belastungen verbunden ist (Schaarschmidt, 2005). Das idealisierte Bild eines Lehrers
ist mit verschiedenen Rollen als Erzieher, Partner, Berater, Vermittler, Sozialarbeiter,
professioneller Manager und politischer Aufklärer verbunden (Scheuch, Seibt, Rehm,
Riedel, Melzer: Lehrer. In: Letzel, Nowak, 2010). Die Lehrkräfte verfügen über Schlüs-
selkompetenzen, Bildung und Bildungsverantwortung und tragen sowohl zur Stabilität
der Gesellschaft als auch zur Entwicklung künftiger Generationen bei. Für die medizini-
sche Versorgung ist nicht nur die hohe Zahl der Beschäftigten dieser Berufsgruppe mit
einem nahezu vergleichbaren Verantwortungs- und Qualifikationsprofil relevant, sondern
auch die Beschäftigungsstruktur. Wie in anderen Berufsgruppen gehören muskuloske-
lettale und kardiovaskuläre Erkrankungen zu den häufigsten Diagnosen und Gesundheits-
problemen. Die an den häufigsten gemeldeten Diagnosen im Lehrberuf sind Erkrankungen des Bewegungsapparates und des Herz-Kreislauf-Systems (Hasselhorn, Freude,
2007). Die Gesundheit der Lehrkräfte hat einen erheblichen Einfluss auf die Unterrichtsqualität und damit auf den Lernerfolg der Schüler (Rothland, Klusmann U, 2012). Besonders für den "ausgebrannten" -Lehrern nimmt die Unterrichtsqualität ab (Klusmann, Kunter, Trautwein, 2008). Laut der demografischen Repräsentantenbefragung liegt die jähr-
liche Burnout-Diagnose in Deutschland bei über 4% (Prävalenz 12 Monate). Menschen,
die im Bildungswesen tätig sind, sind besonders gefährdet (Hapke, Maske, Scheidt-Nave,
2013). Seit dem Jahr 2004, haben sich die AU-Tage von der Bevölkerung, bezogen auf
die Diagnose Burn- out, bis 2013 verzehnfacht. Im Jahr 2013 war der Anteil dieser AU-
Fälle dreimal höher als der Branchendurchschnitt der AOK-Versicherten. Dies spiegelt
die Tatsache wider, dass die Diagnose Burnout in sozialen Berufen häufiger auftritt als in
anderen Berufen (Badura, Ducki, Schröder, Klose, Meyer, 2014). 12% der Lehrkräfte
sind aufgrund von Invalidität im Jahr 2017 in den Ruhestand getreten. Ungefähr 88%
gingen nach Erreichen des Rentenalters in den Ruhestand. Davon erreichten jedoch nur
6.000 Lehrkräfte das gesetzliche Rentenalter. Die anderen zogen sich auf eigenen Wunsch
vorzeitig zurück. Das Durchschnittsalter der 2017 in den Ruhestand getretenen Lehrer
betrug 63,5 Jahre (Statistisches Bundesamt [Destatis], 2019). Die Anzahl der Vorruhe-
standsregelungen und damit auch der Gesundheitszustand der Lehrkräfte ist an politische
Rahmenbedingungen geknüpft, da die Einführung und Nutzung von beispielsweise Al-
tersteilzeit zu einer Reduzierung der Zahlen beige-tragen hat (Krause et al., 2010). In
mehreren Studien (unabhängig von der Art der Schule) wird das Gesundheitsverhalten
der Lehrer dargestellt. Es wird deutlich, dass die Hauptbeschwerden der Lehrer Müdig-
keit, Erschöpfung, Kopfschmerzen, Nervosität, Lustlosigkeit, Konzentrationsschwäche

und Aufmerksamkeit, innere Unruhe sind (Schönwälder, Berndt, Ströver, Tiesler, 2003). Zudem haben Lehrer eine geringere Inzidenz von kardiovaskulären Risikofaktoren als die Allgemeinbevölkerung z. B. Übergewicht oder Fettstoffwechselstörungen. Hinzu kommt ein verstärktes gesundheitsbewusstes Verhalten z. B. in Sport oder Bewegung (Neuhauser, Thamm, Ellert, 2013). Faktoren wie, Zeitdruck, Arbeitszeiten, Lärm in der Schule, zu viele Klassen, Probleme der Schulbehörden und mangelnde Autonomie, schlechte Leistungen, Verhaltensprobleme und mangelnde Motivation der Schüler, problematisches Verhalten der Eltern und niedriger sozialer Status können sich negativ und belastend auf die Gesundheit der Lehrer auswirken (Seibt, Galle, Dutschke, 2007).

Da die alltägliche Situation der Lehrkräfte in der Schule und zu Hause nach wie vor als anspruchsvoll anzusehen ist, kann sich dies negativ auf die Gesundheitssituation auswirken. Stress äußert sich häufig in unspezifischen Beschwerden wie Kopfschmerzen. Ein weiterer Nachteil ist, dass dies oft nicht als gefährlich eingestuft wird. Ständige Überarbeitung wird kann psychosomatische Erkrankungen verursachen.

Personengruppe Schüler/ innen:

Trotz der Tatsache, dass Deutschland eines der reichsten Länder in Europa ist, gibt es Unterschiede in der Gesundheit und im Gesundheitsverhalten von Schulkindern aufgrund der sozialen Bedingungen ihrer Erziehung. Der soziale Hintergrund spielt eine große Rolle, und Menschen aus schwächeren sozialen Schichten sind im Nachteil. Viele Jugendliche rauchen oder trinken keinen Alkohol. Im Gegensatz dazu sieht es bei dem Thema Bewegung weniger positiv aus. In allen Studienländern wird die Empfehlung einer ausreichenden körperlichen Aktivität von 60 Minuten pro Tag selten eingehalten. Deutschland liegt auf Platz 31 von 42 - nur 16% der Jungen und 9% der Mädchen sind eine Stunde pro Tag körperlich aktiv. Deutschland belegt bei psychosomatischen Beschwerden den dritten Platz, so dass nur wenige Jugendliche häufig psychosomatische Symptome haben. Diejenigen, die unter einem schwächeren sozialen Umfeld leiden, erkranken leiden eher darunter. Fast jeder vierte Schüler fühlt sich durch die schulischen Anforderungen "etwas oder stark" belastet. Studien zeigen, dass ein hohes Maß an Stress mit einer Krankheit und insbesondere einer Beeinträchtigung der psychischen Gesundheit verbunden sein kann und dass eine Intervention erforderlich ist (Bilz, 2008). Da die Belastung durch höhere Schulnoten zunimmt und bei Schülern mit Migrationshintergrund und mit geringerem Familienvermögen tendenziell höher ist, sind dies wichtige Zielgruppen für Präventionsansätze. Es stellt sich heraus, dass eine positive Schulatmosphäre oder eine positive Schulkultur der Schlüssel zur Verbesserung der Schulleistung und des Kapazitätsaufbaus (auch im Umgang auf Schulstress) ist (Cohen, McCabe, Michelli, 2009). Mehrere Studien haben gezeigt, dass Schüler, die sich in der Schule hohe Anforderungen stellen müssen, häufiger z. B. Rauchen oder Alkohol trinken. Darüber hinaus klagen sie häufiger über subjektive gesundheitliche Beschwerden (z. B. Kopfschmerzen, Bauch- und Rückenschmerzen) melden (Torsheim, Wold, (2001) und auch geringe Lebenszufriedenheit (Ravens-Sieberer, Kokonyei, & Thomas, 2004). Ein Viertel der Jugendlichen ist der Meinung, dass ihre schulischen Anforderungen angemessen hoch oder sehr stark belastet sind. 17,3% der Mädchen und 18,4% der Jungen fühlen sich von der Schule nicht belastet. Im Laufe der Jahre steigt der Anteil derer, die sich durch die schulischen Anforderungen gestresst fühlen (+4,6 Prozentpunkte Unterschied zwischen 11- und 15-Jährigen bei Mädchen und -3,3 Prozentpunkte bei Jungen). Der Geschlechtsunterschied bei der schulischen Belastung fällt insgesamt gering aus. Es zeigt sich allerdings auch, dass 11- und 13jährige Jungen stärker belastet sind als Mädchen. Der Zusammenhang zwischen Familienwohlstand und Schulstress zeigt, dass mit zunehmendem Wohlstand der Familie der Anteil der gestressten Schulkinder etwas geringer ist.

In der KiGGS-Studie bewerteten die Eltern den allgemeinen Gesundheitszustand von Kindern im Alter von 0 bis 10 Jahren mit 94% als gut oder sehr gut (RKI, 2013, S. 7). Mit ca. 85 % kann die Mehrheit der Schüler eine gute Gesundheit aufweisen. Dies ist allerdings mit Vorsicht zu betrachten, denn relevante Gesundheitsrisiken (z.B. psychische Belastungen, falsche Ernährung) sind, besonders gruppenspezifisch d.h. nach Geschlecht, sozialem Status, Migrationshintergrund, alarmierend. Beispielsweise ist der Anteil übergewichtiger Kinder weiter ansteigend (über 20%) (Staatsinstitut für Schaltqualität und Bildungsforschung). Ergebnissen des Robert-Koch-Institutes zufolge sind 18,9% der Mädchen und 18,3% der Jungen der 11-13-jährigen übergewichtig. In der Altersgruppe von 14-17 Jahren sind es bei den Mädchen 17% und bei den Jungen 17,2% (RKI, 2008). Die Studie skizziert auch das motorische Verhalten der Kinder. 80,8% der Mädchen im Alter von 7 bis 10 Jahren und 82,7% der Jungen (insgesamt 81,7%) betrieben regelmäßig Sport in ihrer Freizeit (RKI, 2013, S. 19). Insgesamt sind 69,2% der Jungen und Mädchen in dieser Altersgruppe in Sportvereinen aktiv. Allerdings erfüllten nur 31% die WHO-Anforderungen in der moderaten bis anstrengenden 60-Minuten-Übung (WHO, 2010). Studien haben außerdem gezeigt, dass die körperliche Aktivität in der 3-10-jährigen Altersgruppe in der Freizeit und in den Sportclubs zunimmt, danach aber rapide abnimmt. Infolgedessen sind 80,3% (-1,7%) der Jungen und Mädchen in der Altersgruppe von 14 bis 17 Jahren in ihrer Freizeit sportlich aktiv, während es in Sportvereinen nur 55,7% (-

13,5%) der Jungen und Mädchen sind. 11,5% machten Sport. Mädchen erfüllen die WHO-Anforderungen (-18,5%). Der Bewegungsmangel nimmt mit zunehmendem Alter zu und reflektiert sich auch in Fettleibigkeit und Adipositas.

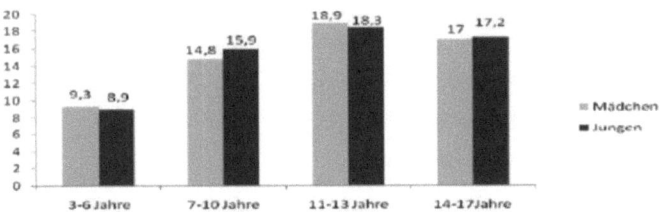

Abb. 1: Prozentualer Anteil von Jungen und Mädchen mit Übergewicht nach Altersklassen (eigene Darstellung (modifiziert nach RKI & BzgA, 2008, S.43)

Hier ist ein deutlicher Anstieg von Übergewicht und Adipositas zu verzeichnen. Dies ist bei Jungen im Alter von 7 bis 10 Jahren von 15,9% auf 17,2% in der Altersgruppe von 14 bis 17 Jahren der Fall, bei Mädchen von 14,8% auf 17%. Die Zahl zeigt auch, dass Jungen im Alter von 7 bis 10 Jahren mit einer um 15,9% höheren Wahrscheinlichkeit übergewichtig oder fettleibig sind als Mädchen mit einer um 14,8% höheren Wahrscheinlichkeit. Darüber hinaus gibt es deutliche Unterschiede zwischen den sozialen Schichten und der Häufigkeit von Fettleibigkeit. 3% der 7-10-jährigen Kinder aus höheren sozialen Schichten leiden an Fettleibigkeit. Mit 6,3% der adipösen Kinder in der Mittelklasse verdoppelt sich der prozentuale Anteil, mit 9,8% der adipösen Kinder aus der Unterschicht sogar mehr als verdreifacht (RKI & BzgA, 2008, S. 43).

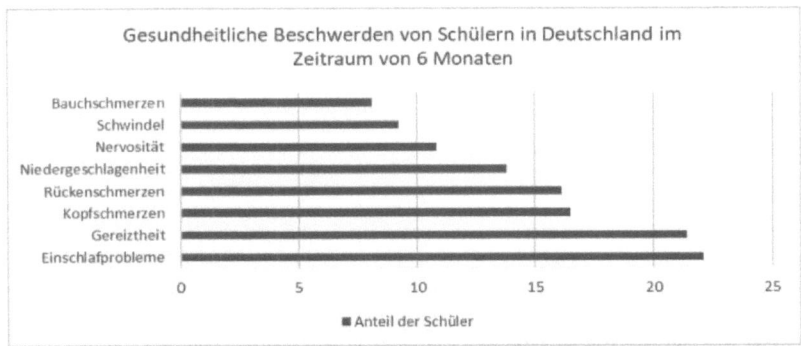

Abb. 2: Tägliche oder wöchentliche gesundheitliche Beschwerden von Schüler in Deutschland im Zeitraum von 6 Monaten (eigene Darstellung (modifiziert nach Statista Research Department, 2018)

Diese Grafik zeigt auf, welche der häufigsten gesundheitliche Beschwerden von Schülern in Deutschland sind. Hier wurde der Anteil der Schüler dokumentier, der in den letzten 6 Monaten folgende Beschwerden mehrmals pro Woche oder täglich hatte. Symptome, wie Bauchschmerzen (8,1 %), Schindel (9,2 %), Nervosität (10,8 %), Niedergeschlagenheit (13,8 %), Gereiztheit (21,4 %) und Einschlafprobleme (22,1%) liegen unmittelbar im Zusammenhang der psychoemotionalen Belastung. Darüber hinaus beklagen Schüler über Rückenschmerzen (16,1 %) und Kopfschmerzen (16,5 %). Diese Symptome sind Begleiterscheinungen des Bewegungsmangels im Alltag.

1.4 Ableitung von Handlungsschwerpunkten

Basierend auf den Daten und dem Beschwerdebericht des Lehrerkräfte/ Lehrkraftvertretung und den Schüler/ innen, können zwei deutliche Handlungsbereiche definiert werden. Sowohl die Lehrkräfte/ Lehrkraftvertretung als auch die Schüler/ innen leiden unter Bewegungsmangel und stressbedingten Faktoren.

Prävention bei Lehrkräften/ Lehrkraftvertretung:
Der erste Handlungsbereich ist die Linderung von Erkrankungen des Bewegungsapparates und der Symptome. Diese sind in der Regel auf Bewegungsmangel oder anhaltenden Fehlhaltung zurückzuführen. Daher sollte das Hauptproblem der Prävention darin bestehen, körperliche Inaktivität zu reduzieren. In Bezug auf die Gesundheitsförderung und Prävention, muss daran erinnert werden, dass arbeitsbedingte körperliche Aktivität in erster Linie vom Engagement für die Arbeit abhängen. Die Gesundheits-förderung muss daher dazu beitragen, die negativen gesundheitlichen Folgen arbeitsbedingter körperlicher Inaktivität zu verringern. Es wird ein Mehrkomponentenansätze empfohlen, die die Faktoren konkreter Kursangebote sind, die Neuorganisation von Betriebsabläufen (z. B. aktive Pausengestaltung) und Schaffung einer bewegungsfreundlichen Infrastruktur (z. B. Fahrradstellplätze, Duschen) (Pfeifer, Rütten, 2016, S.34).

Durch diese Ansätze können auf langer Sicht eine Vielzahl an Fehltagen der Lehrkräfte/ Lehrkraftvertretung verringert werden. Bewegung und körperliche Betätigung beeinflussen auch das seelische Wohlbefinden: Sie heben die Stimmung und wirken antidepressiv. Dies erhöhten das Selbstwertgefühl und die Stresstoleranz. Fast jede zweite leichte Depression könnte durch regelmäßiges Training verhindert werden. Menschen, die regelmäßig Sport treiben, sind in verschiedenen Lebensbereichen gesünder als Menschen, die kaum Sport treiben. Weil körperliche Aktivität normalerweise Teil eines gesunden Lebensstils ist: Menschen, die Sport treiben, haben weniger Zigaretten, ernähren sich gesund und verlieren Gewicht. Dieses Verhalten kann sich auch auf die Schüler übertragen.

Die zweite Handlungsbereich der Aktionslinie beinhaltet die Reduzierung von Stress, da Schlafstörungen, Vergesslichkeit und Kopfschmerzen dadurch verursacht werden. Die Schulen können Lehrkräfte in Stressbewältigung ausbilden. Dafür wird vom den Deutsches Institut für Persönlichkeits- & Organisationsentwicklung ein zweitägigen Stressmanagement Seminar zum Thema, Stressmanagement zur Gesunderhaltung und Burnout Prävention" für Lehrer angeboten. Es handelt sich um Inhouse Seminare, welches direkt an der Schule durchführen wird. In diesem Seminar wird zumal der Begriff „Burnout" thematisiert, die Folgen und Einflüsse, eine Analyse der bisherigen Stress-bewältigung gemacht. Anschließend wird ein Ausgleichsstrategien entwickelt und es Ziel dieses Seminars ist, es Stresskompetenz stärken und Stress langfristig zu bewältigen. Von der Stresskompetenz der Lehrer, profitieren Schüler und die Arbeitskollegen. Die Organisation dieses Seminars in der Schule ist sinnvoll, da dadurch keine Reisezeit zum Veranstaltungsort verschwendet wird und das Gelernte direkt um-gesetzt werden kann. Darüber hinaus bietet die Schule den Lehrern einen geeigneten Ort für Aktivitäten zur Gesundheitsförderung, da sie den größten Teil ihrer Zeit dort verbringen. Zudem können sich die Lehrkräfte gegenseitig unterstützen.

Prävention bei Schüler/innen:

Im erste Handlungsbereich steht der Bewegungsmangel und die damit einhergehenden körperlichen Erscheinungen der Kinder. Im Wesentlichen stellt Bewegung ein Grundbedürfnis von Kindern dar. Es hat einen explorativen Instinkt, der es Kindern ermöglicht, ihr Selbstwertgefühl zu entwickeln (Ekeland, Heian und Hagen, 2005) und dabei das emotionale Gleichgewicht und die körperliche Leistungsfähigkeit aufrechtzuerhalten. Bewegung ist wichtig für die kognitive Entwicklung, die Sprachentwicklung und den erholsamen Schlaf. Eine Langzeitstudie zeigt auch, dass die Lebensqualität von Jugendlichen von den Bewegungsgewohnheiten ihres Kindes abhängt (Wang et al. Etc. (2008). Kinder, die regelmäßig Sport treiben, haben weniger psychische Erkrankungen, eine geringere Insulinempfindlichkeit, weniger Körperfett, niedrigere Blutfettwerte und niedrigere Blutdruckwerte als Kinder, die nicht Sport treiben. Bewegungsmangel erhöht auch das Risiko für Übergewicht und Typ-2-Diabetes.

Es ist besonders wichtig, dass der Sport in der Kindheit Teil des Spiels mit anderen Kindern ist und daher Teil der sozialen Entwicklung ist. Die Förderung von Bewegung für Kinder und Jugendliche sollte systematisch erfolgen: Die Aktivitäten von Kindern hängen in hohem Maße von der Größe ihres Spiel- und Aktivitätsraums, ihren Vorbildern und ihren sozialen Netzwerken ab. Studien haben beispielsweise gezeigt, dass Eltern- und Gleichaltrige häufig an der Prävention von Fettleibigkeit und Verhaltensänderungen beteiligt sind (Campbell et al., 2008; Stock et al., 2007; Trost, Fees und Dzewaltowski, 2008). Es ist sinnvoll und nachhaltig, Bewegungsinaktivität so früh wie möglich zu unterbinden, um gesunde Gewohnheiten zu etablieren und Sporträume zu entwickeln. Die Förderung umweltbezogener Bewegung ist für Kinder und Jugendliche sehr einfach, da rund 90% der Kinder in Deutschland in Kindergärten und Schulen gehen. Da reine Bildung und Verständnis für Bewegungsmangel und seine Folgen in den meisten Fällen wirkungslos sind (Kamath et al., 2008), zielen viele neuere Studien auf relative Veränderungen (Hannon und Brown, 2008) und bessere soziale Netzwerke, wie Eltern und Gemeinden ab (van Sluijs, McMinn und Griffin, 2007).

Der zweite Handlungsbereich beinhaltet das Stressmanagement bei Schülern. Dafür werden spezielle Seminare und Kurse von dem Unternehmen StressManagement-im -Norden angeboten. Diese Kurse sind durch die BZgA zertifiziert, Schulstress reduzieren-Stressabbau für Schüler und Studenten", lautet der Slogan. In der sich schnell bewegenden und digitalen Welt werden Entspannung und Achtsamkeit als Fähigkeiten und als Mittel zur Förderung der Entwicklungsidentität von Kindern immer wichtiger. Erwachsene haben das oft nicht selbst gelernt, stehen heute vor vielen Herausforderungen oder haben einfach nicht die Zeit, diese mangelnde Kompetenz an ihre Kinder weiterzugeben. Der Erwerb der Kompetenzen in Entspannung und Achtsamkeit fördert die Wahrnehmung, die Konzentrationsfähigkeit der Schüler. Es fördert auch die Fähigkeit, mit Stress von Schüler/ innen umzugehen. StressManagement- im-Nord bietet Entspannungskurse und Ressourcentraining für Schüler an. Sowohl für Projektphasen als auch als reguläres Angebot, zum Beispiel in der Mittagspause oder zur Überbrückung von Freistunden. Hier werden bewährte Entspannungstechniken verwendet, die dem Alter angemessen sind, z. Atem- und Achtsamkeitsübungen, progressive Muskelentspannung, Fantasiereisen, autogenes Training und Dankbarkeitsübungen. Die folgenden Bedingungen sollten erfüllt sein: Ein ruhiger, großer Raum, der als Seminar- oder Kursraum genutzt werden kann. Die Teilnehmerzahl sollte 12 Personen nicht überschreiten, um eine bestmögliche und entspannte Atmosphäre zu gewährleisten. Außerdem sollte eine Trennwand / Pinnwand und ein Flipchart vorhanden sein. Ziel dieses Seminars ist es, in Zeiten des Wandels Zufriedenheit zu empfinden, sich auszubalancieren und in der Lage zu sein, die Kontrolle und Gestaltung von Situationen zu übernehmen. Prioritäten setzen. Achtsamkeit zu leben und Bedürfnisse wahrzunehmen, zu akzeptieren und zu erfüllen. Im Großen und Ganzen, um das Leben sinnvoll, erfüllend und langanhaltend gesünder zu machen.

2 Teilaufgabe 2 – Schwerpunktthema für ein Projekt zur Gesundheitsförderung im gewählten Setting

Das Projekt zur Gesundheitsförderung bezieht auf die Zielgruppe der Schüler/ innen in der Grundschule in Koblenz. Alle 100 Schüler/ innen werden ausnahmslos invol- viert. Dabei wird kein Fokus auf das Alter, Geschlecht, soziale Schicht oder Migrationshintergrund, legt. Nach den vorliegenden Erkenntnissen treten Gesundheitsrisiken, die mit unzureichender körperlicher Aktivität verbunden sind, häufiger in den unteren Schichten auf. Daher ist es sinnvoll, sich mehr auf diese Schüler/ innen und Eltern zu konzentrieren. Jedoch könnte es zu Benachteiligung anderer Schüler/ innen und Eltern führen. Der Schwerpunkt hier wird auf körperliche (In)/Aktivität der Schüler/ innen gelegt. Daher handelt es sich hier um ein " Projekt zur individuellen körperlichen Bewegung in der Schule und außerhalb", da festgestellt wurde, dass in diesem Bereich ein hohes Verbesserungspotenzial vorliegt. Es zeigt auch, dass Grundschüler die von der WHO festgelegten 60-minütigen mittelschweren bis schweren körperlichen Belastungsziele weitgehend verfehlt haben. Gegenwärtig wird festgestellt, dass die Eltern die Schüler/ innen mit dem Auto zur Schule bringen oder sie fahren mit dem Bus. Der Hin- und Rückweg beträgt im Schnitt 1 ½ Stunden (Die Dauer ist abhängig vom hohen Verkehrsaufkommen, da sich die Grundschule in der Stadt befindet). Ein positiver Lösungsansatz wäre hier, dass die Schüler/ innen für den Hin- und Rückweg der Schule, mit dem Fahrrad oder zu Fuß kommen. Zudem sitzen die Schüler/ innen insgesamt 4 Stunden im Unterricht, welches sich auf langer Sicht schädlich auf die Gesundheit auswirken kann. Eine zusätzliche Maßnahme dagegen, wäre eine, bewegte Pause", einzuführen. Dazu sollten alle 5- Minuten- Pausen genutzt werden, in denen sich die Schüler/ innen (einschließlich der Lehrkräfte/ Lehrkraftvertretung als Vorbild) körperlich aktiv betätigen, indem sie z. B. Dehnübungen oder Koordinationsübungen durchführen. Ziel ist es hier, die Bewegung zu fördern und somit eine schlechte Körperhaltung und Koordination zu verbessern. Ein weiterer Schwerpunkt des Projektes liegt in den außerschulischen sportlichen Aktivitäten, die in der schuleigenen Sporthalle angeboten wer-den (Tanzen, Fußball und Taekwondo). Diese Angebote, werden von Privatpersonen angeboten. Die Vielzahl an Angeboten ist vorhanden, jedoch wird ein Monatsbeitrag in Höhe von 10,00 € gefordert (daher eine niedrige Anzahl an Teilnehmern). Die Eltern der Schüler kommen aus unterschiedlichen sozialen Schichten und könne sich den Bei-trag nicht leisten oder erkennen keinen Bedarf für die Teilnahme an den sportlichen Angeboten. Aus diesem Grund sollten sich die Mitglieder des Elternbeirates und die Schulleitung mit Sportvereinen in Verbindung setzen und eine kostengünstige bis kostenlose Variante finden. Hier könnten beispielsweise Übereinkommen in Bezug auf die Räumlichkeiten gezogen werden. Somit könnten die Vereine bei Bedarf (unabhängig von den angebotenen sportlichen Angeboten für die Schüler und dem Sportunterricht), die Schulhalle für Kurse und Trainings nutzen. Eine Möglichkeit wäre, dass die Eltern freiwillig die Sportangebote führen.

3   Teilaufgabe 3 – Recherche Modellprojekt

Tab. 5: Recherche des Modellprojekts, Schulkids in Bewegung" (eigene Darstellung)

Titel des Modellprojekts	Schulkids in Bewegung- Meine Schule, mein Verein Ein Projekt des Sportkreises Frankfurt und der Stadt Frankfurt zur Bewegungsförderung Frankfurter Grundschülern
Projektlaufzeit	Start im Jahr 2010 bis heute
Initiatoren/ durchführende Institutionen	Förderung: Markus Frank / Stadtrat Dezernent für Wirtschaft, Sport, Sicherheit und Feuerwehr der Stadt Frankfurt am Main Leitung: Roland Frischkorn Vorsitzender des Sportkreis Frankfurt an Main e.V. Unterstützung: Amt für Gesundheit der Stadt Frankfurt, Staatliches Schulamt für die Stadt Frankfurt, Sportamt der Stadt Frankfurt
Ausgangssituation und Ziele	Jedes dritte Schulkind weist eine Entwicklungsstörung auf. Jeder achte Schüler leidet unter Übergewicht. Im Vergleich dazu schneiden Frankfurter Schulanfänger schlechter ab als andere hessische Kinder. Ziel ist es, mehr Bewegung in den Schüleralltag zu bringen, Körperbewusstsein und Bewegungsfreude zu vermitteln, Schüler für den Vereinssport zu begeistern, langfristige Kooperationsbeziehungen zwischen Schulen und Sportvereinen aufzubauen und zu begleiten. Die tragfähigen Netzwerkstrukturen schaffen die langfristige Förderung der Bewegung und des Vereinsports bei Neulingen.
Methoden bzw. Projektaufbau und -ablauf	Die Kinder erhalten Gutscheine von den Kooperationsclubs, mit denen sie Schnupperkurse, Workshops oder Urlaubsspiele besuchen und ihre sportlichen Aktivitäten ausprägen können. Die Eltern einen besseren Einblick in die kinderfreundlichen Angebote der Vereine und lernen das Personal und die Einstiegsmöglichkeiten für Kinder kennen.

Tab. 6: Recherche des Modellprojekts, Schulkids in Bewegung" (eigene Darstellung)

Projektevaluation/ Ergebnisse	SkiB - Kooperationen: 18 Stadtteile 14 Vereine 28 Grundschulen 67 AGs für 1.200 Schüler (Stand 2013). SKIB prüft die sportbezogenen Fähigkeiten und die individuellen Stärken der Kinder. Anschließend erhalten die Kinder und ihre Eltern eine Bewertung der Ergebnisse sowie eine Empfehlung geeigneter Sportarten mit örtlichen Verbänden und deren Angeboten. Dadurch soll eine langfristige Begeisterung für den Vereinssport wahrscheinlicher werden. Als Nachweis ihrer Teilnahme erhalten Kinder das "SKIB-Abzeichen", eine Belohnung für ihre Freude am Sport. Das Testverfahren wurde in Zusammenarbeit mit dem Institut für Sportwissenschaft der Goethe-Universität in Frankfurt am Main zur Erlangung des SKIB-Abzeichens entwickelt.
Schlussfolgerungen für die Praxis	Die Schulen bieten regelmäßige Bewegung durch Schulsportunterricht, diese reicht jedoch nicht aus. Hier kann die Zusammenarbeit mit einem Sportverein hilfreich sein, um zusätzliche Übungsmöglichkeiten zu schaffen, die idealerweise in den Stundenplan integriert sind. Der Sportvereine ist ein ausgezeichneter Partner, um die Persönlichkeitsentwicklung von Kindern zu fördern und die Grundlagen für ein lebenslanges Lernen und sportliche Aktivitäten zu legen.
Genutzte Literaturquellen	IN FORM. (2012). Deutschlands Initiative für gesunde Ernährung und mehr Bewegung. *Schulkids in Bewegung-Meine Schule, mein Verein*. Zugriff am 12.11.2019. Verfügbar unter: https://www.in-form.de/fileadmin/Dokumente/PDF/SKIB_broschuere-1.pdf

Die Methoden und Inhalte des gewählten Modellprojekts „Schulkids in Bewegung-Meine Schule, mein Verein" sind für eine Intervention in der Grundschule, Am Löwentor" realistisch. Neben dem Schulsportunterricht können kostenlose Übungsprogramme für Schulanfänger von kooperierenden Sportvereinen erstellt und diese dann in den Stundenplan integriert werden. So kann eine langfristige Verbesserung des Sportverhaltens auf Kinder gegeben werden. Zusätzlich ist es Sinnvoll die Eltern der Schüler/ innen in diese Modellprojekt zu integrieren, um so einen besseren Einblick in die kindgerechten Angebote der Vereine zu erhalten und sie diesbezüglich dauerhaft zu unterstützen. Dieses Modellprojekt ist somit vollständig in der gewählten Grundschule umsetzbar.

4 Literaturverzeichnis

Badura B, Ducki A, Schröder H, Klose J, Meyer M (eds.): Fehlzeiten-Report 2014. *Erfolgreiche Unternehmen von morgen – gesunde Zukunft heute gestalten. Zahlen, Daten, Analysen aus allen Branchen der Wirtschaft.* Berlin, Heidelberg: Springer 2014.

Bilz, L. (2008). *Schule und psychische Gesundheit: Risikobedingungen für emotionale Auffälligkeiten von Schülerinnen und Schülern.* Wiesbaden: VS Verlag für Sozialwissenschaften.

Campbell, R., Starkey, F., Holliday, J., Audrey, S., Bloor, M., Parry-Langdon, N., Hughes, R. & Moore, L. (2008). *An informal school-based peer-led intervention for smoking prevention in adolescence (ASSIST): a cluster randomised trial.* Lancet, 371, 1595-1602.

Cohen, J., McCabe, E. M. & Michelli, N. M. (2009). *School climate: Research, policy, practice, and teacher education.* Teachers College Record, 111, 180-213.

Dustan, D. W., Thorp, A. A. & Healy, G. N. (2011). *Prolonged sitting: is it a distinct coronary heart disease risk factor?* Current opinion in cardiology, 26 (5), 412 –419.

Ekeland, E., Heian, F. & Hagen, K.B. (2005). *Can exercise improve self-esteem in children and young people? A systematic review of randomised controlled trials.* British Journal of Sports Medicine, 39, 792-798.

Hannon, J. & B. Brown. (2008). *Increasing preschoolers' physical activity intensities: An activity-friendly preschool playground intervention.* Preventive Medicine 46 (6): 532-536.

Hapke U, Maske UE, Scheidt-Nave C, et al.: *Chronischer Stress bei Erwachsenen in Deutschland.* Bundesgesundheitsblatt Gesundheitsforschung Gesundheitsschutz 2013; 56: 749–54 CrossRef MEDLINE

Hasselhorn HM, Freude G: *Der Work Ability Index – ein Leitfaden.* Bremerhaven: Wirtschaftsverlag NW Verlag für neue Wissenschaft GmbH 2007.

IN FORM. (2012). Deutschlands Initiative für gesunde Ernährung und mehr Bewegung. *Schulkids in Bewegung- Meine Schule, mein Verein.* Zugriff am 12.11.2019. Verfügbar unter: https://www.in-form.de/fileadmin/Dokumente/PDF/SKIB_broschuere-1.pdf

Kamath, C.C., Vickers, K.S., Ehrlich, A., Mcgovern, L., Johnson, J., Singhal, V., Paulo, R., Hettinger, A., Erwin, P.J. & Montori, V.M. (2008). *Clinical review: behavioral interventions to prevent childhood obesity: a systematic review and metaanalyses of randomized trials.* The Journal of Clinical Endocrinology & Metabolism, 93, 4606-4615.

Klusmann U, Kunter M, Trautwein U, et al.: *Engagement and emotional exhaustion in teachers: does the school context make a difference?* Appl Psychol Health Well Being 2008; 57: 127–51 CrossRef

Krause, A., Meder, L., Philipp, A. & Schüpbach, H. (2010) *Gesundheit, Arbeitssituation und Leistungsfähigkeit der Lehrkräfte. Ein systematischer Überblick.* In P. Paulus (Hrsg.) Bildungsförderung durch Gesundheit. Bestandaufnahme und Perspektiven für eine gute gesunde Schule (S. 57 – 78). Weinheim: Juventa.

Krause A, Dorsemagen C: *Gesundheitsförderung für Lehrerinnen und Lehrer.* In: Bamberg E, Ducki A, Metz AM (eds.): Gesund-heits-förder-ung und Gesundheitsmanagement in der Arbeitswelt. Göttingen: Hogrefe 2011; 561–79 MEDLINE

Meierjürgen, R. (2011). *Strategien und Prävention von Übergewicht und Adipositas bei Kindern und Jugendlichen. Einige Anmerkungen zur aktuellen Diskussion.* In M. M. Zwick (Hrsg.), Übergewicht und Adipositas bei Kindern und Jugendlichen (1. Aufl., S. 303 – 311). Wiesbaden: Verlag für Sozialwissenschaften.

Meyer, M., Wenzel, J, Schenkel, A. (2018). *Krankheitsbedingte Fehlzeiten in der deutschen Wirtschaft 2017.* Berlin: Springer.

Neuhauser H, Thamm M, Ellert U: *Blutdruck in Deutschland 2008–2011– Ergebnisse der Studie zur Gesundheit Erwachsener in Deutschland (DEGS1).* Bundesgesundheitsblatt Gesundheitsforschung Gesundheitsschutz 2013; 56: 795–801 CrossRef MEDLINE

Pfeifer, K. und Rütten, A. *Nationale Empfehlungen für Bewegung und Bewegungsförderung: Konzepte, Methoden, Ergebnisse*, Das Gesundheitswesen, 2016.

Ravens-Sieberer, U., Kokonyei, G. & Thomas, C. (2004). School and health. In C. Currie, C. Roberts, A. Morgan, R. Smith, W. Settertobulte & O. Samdal (Eds.), *Young people's health in context: international report from the HBSC 2001/2002 survey.* Copenhagen: WHO Regional Office for Europe.

Robert-Koch-Institut (Hrsg.). (2008). *Erkennen - Bewerten – Handeln: Zur Gesundheit von Kindern und Jugendlichen in Deutschland.* Berlin und Köln. Zugriff am: 12.11.2019. Verfügbar unter: http://www.rki.de/DE/Content/Gesundheitsmonitoring/Studien/Kiggs/Basiserhebung/KiGGS_GPA.pdf?__blob=publicationFile

Robert-Koch-Institut (Hrsg.). (2013). *Die Gesundheit von Kindern und Jugendlichen in Deutschland–2013.* Zugriff am: 12.11.2019. Verfügbar unter: https://www.rki.de/DE/Content/Gesundheitsmonitoring/Studien/Kiggs/Kiggs_w1/kiggs_welle1_broschuere.pdf?__blob=publicationFile

Robert-Koch-Institut (Hrsg.). (2017). *Arbeitsbezogene körperliche Aktivität bei Erwachsenen in Deutschland.* Zugriff am: 12.11.2019. Verfügbar unter: https://www.rki.de/DE/Content/Gesundheitsmonitoring/Gesundheitsberichterstattung/GBEDownloadsJ/FactSheets/JoHM_2017_02_arbeitsbezogene_koerperliche_Aktivitaet.pdf?__blob=publicationFile

Rothland M, Klusmann U: *Belastung und Beanspruchung im Lehrerberuf.* In: Rahm S, Nerowski C (eds.): Enzyklopädie Erziehungswissenschaft Online (EEO), Fachgebiet Schulpädagogik. Weinheim: Juventa 2012; 1–41.

Rütten, A., et al., *Three types of scientific evidence to inform physical activity policy: Results from a comparative scoping review*, International Journal of Public Health, 2016.

Seibt R, Galle M, Dutschke D: *Psychische Gesundheit im Lehrerberuf.* Präventive Gesundheitsförderung 2007; 4: 9–18.

Schaarschmidt U: *Halbtagsjobber? Psychische Gesundheit im Lehrerberuf – Analyse eines veränderungsbedürftigen Zustandes.* Weinheim, Basel, Berlin: Beltz 2005.

Schaarschmidt U, Kieschke U: *Beanspruchungsmuster im Lehrerberuf. Ergebnisse und Schlussfolgerungen aus der Potsdamer Lehrerstudie.* In: Rothland M (ed.): Belastung und Beanspruchung im Lehrerberuf. Heidelberg: Springer Verlag 2013; 81–97 Cross-Ref

Scheuch K, Seibt R, Rehm U, Riedel R, Melzer W: Lehrer. In: Letzel S, Nowak D (eds.): *Handbuch der Arbeitsmedizin.* Fulda: Fuldaer Verlagsanstalt 2010; F I–L–2.

Schönwälder HG, Berndt J, Ströver F, Tiesler G: *Belastung und Beanspruchung von Lehrerinnen und Lehrern.* Bremerhaven: Wirtschaftsverlag NW 2003 MEDLINE

Stock, S., Miranda, C., Evans, S., Plessis, S., Ridley, J., Yeh, S. & Chanoine, J.-P. (2007). *Healthy Buddies*: a novel, development of 3- to 9- month- old infants in two cultural-contexts: Bayley longitudinal results for Cameroonian and German infants. European Journal of Developmental Psychology, 8 (3), 349-366.

Torsheim, T. & Wold, B. (2001). *School-related stress, support, and subjective health complaints among early adolescents: a multilevel approach.* Journal of Adolescence, 24(6), 701-713. 3.

Trost, S.G., Fees, B. & Dzewaltowski, D. (2008). *Feasibility and efficacy of a „move and learn "physical activity curriculum in preschool children.* Journal of Physical Activity & Health, 5, 88-103.

Statistisches Bundesamt. 2018b. *Zahl der Pensionierungen von Lehrkräften 2017 erneut rückläufig.* Pressemitteilung vom 20. Dezember 2018-509/18. Zugriff am 13.11.2019. Verfügbar unter: https://www.destatis.de/DE/Presse/Pressemitteilungen/2018/12/PD18_509_742.html

Van Sluijs, E. M. F., McMinn, A., & Griffin, S. J. (2007). *Effectiveness of Interventions to Promote Physical Activity in Children and Adolescents: Systematic Review of Controlled Trials.* British Medical Journal, 335, 703.

5   Abbildungs- und Tabellenverzeichnis

5.1   Abbildungsverzeichnis

5.2   Tabellenverzeichnis

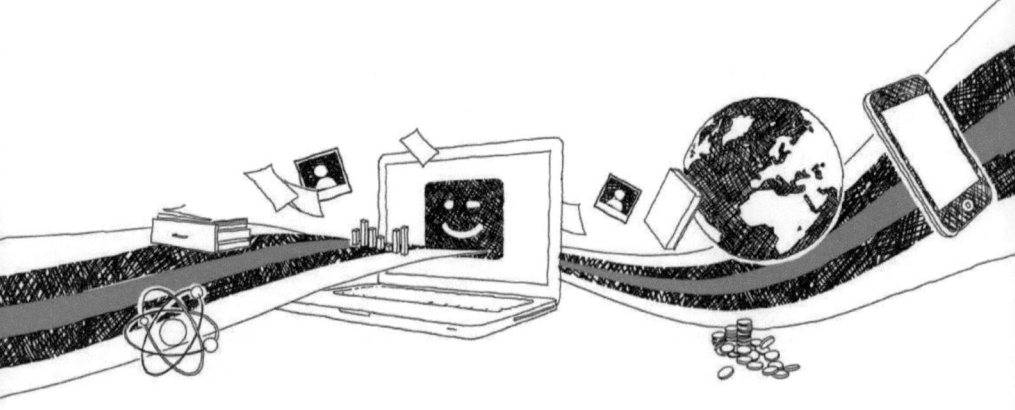
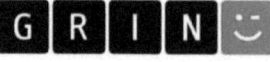